Dr Frank GALLARD

LES EAUX CHLORURÉES-SODIQUES

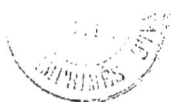

ET PLUS SPÉCIALEMENT

LES EAUX CHLORURÉES-SODIQUES

DE LA RÉGION PYRÉNÉENNE

BIARRITZ-1898

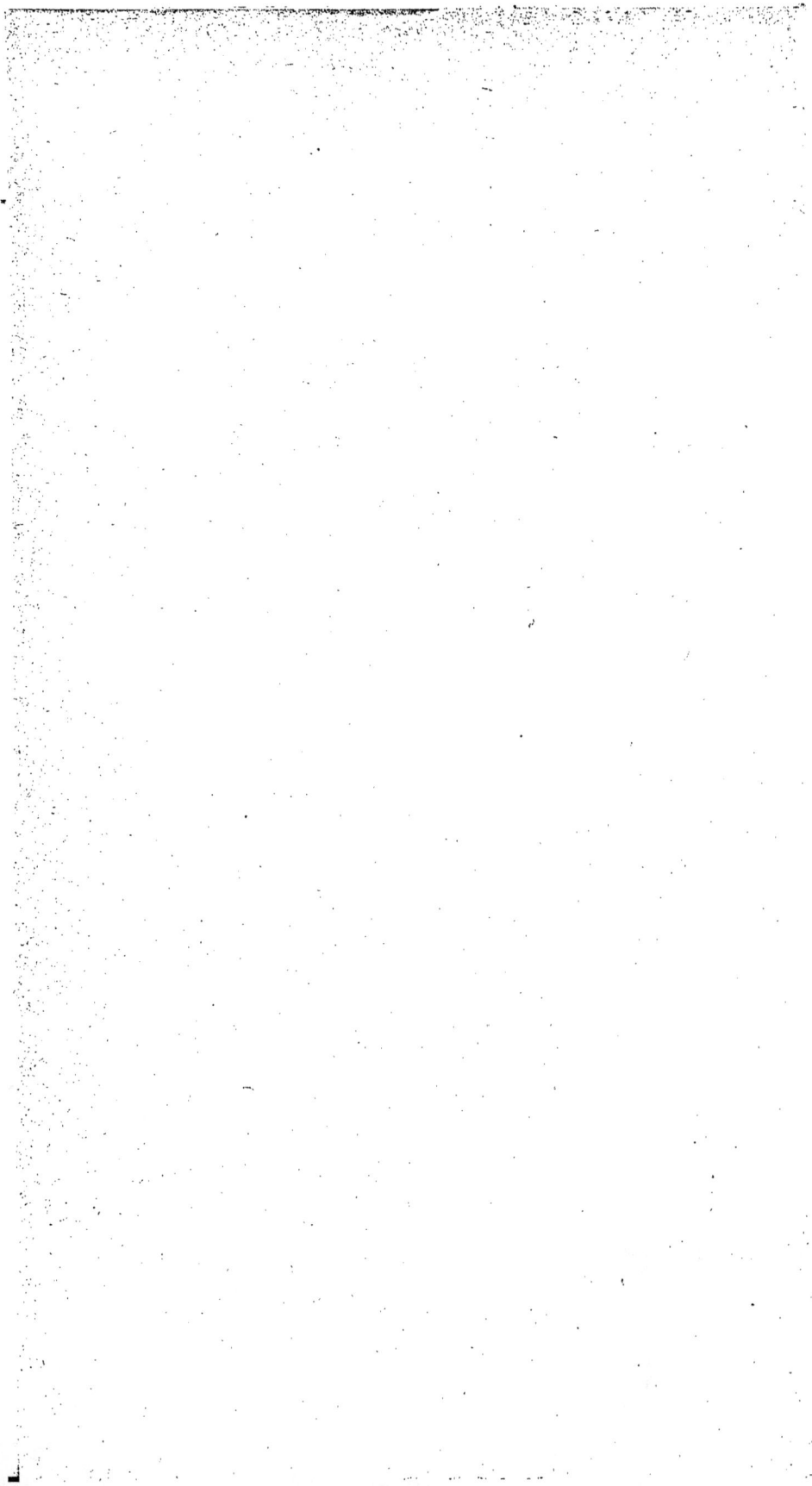

CONFÉRENCE

Faite à la Faculté des Lettres de Toulouse

Le 12 JUIN 1898

LES EAUX CHLORURÉES-SODIQUES

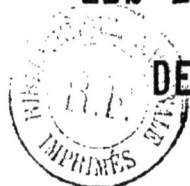

ET PLUS SPÉCIALEMENT

LES EAUX CHLORURÉES-SODIQUES

DE LA RÉGION PYRÉNÉENNE

Conférence faite à la Faculté des Lettres de Toulouse

Le 12 JUIN 1898

PAR

Le Dr Frank GALLARD

Membre de la Société d'Hydrologie
Membre de la Société d'Anthropologie
Membre correspondant de la Société d'Hygiène
et de la Société Gynécologique de Madrid
Médecin consultant à Biarritz

BAYONNE

IMPRIMERIE A. LAMAIGNÈRE, RUE JACQUES LAFFITTE, 9

—

1898

LES EAUX CHLORURÉES-SODIQUES

ET PLUS SPÉCIALEMENT CELLES

DE LA RÉGION PYRÉNÉENNE

———————

MESSIEURS,

A la suite d'une excursion faite au centre des Pyrénées, H. Taine nous dépeint de la façon suivante la colossale épopée géologique dont cette chaîne est le monument :

« Ce pays était une mer, d'abord déserte et bouillante, puis lentement refroidie, enfin peuplée d'êtres vivants et exhaussée par leurs débris. Ainsi se formèrent les calcaires anciens, les schistes de transition et plusieurs des terrains secondaires. Que de milliers de siècles accumulés en une seule phrase !...

« Cette croûte se fendit, et une longue vague de granit fondu s'éleva, formant la haute chaîne du Gave, des Nestes, de la Garonne, la Maladetta, Néouvielle... Ce que ce mur de feu fit en se dressant dans cette mer bouleversée, l'imagination de l'homme ne le concevra jamais. La masse liquide de granit s'empâta dans les roches ; les couches les plus basses se changèrent en ardoise sous la tempête embrasée ; les terrains plats se redressèrent et se renversèrent. La coulée souterraine monta d'un effort si brusque, qu'ils se collèrent à ses flancs en étages presque perpendiculaires. Elle se figea dans la tourmente, et son agitation se peint encore dans ses ondes pétrifiées.....

« Puis l'Océan se déplaça, peut-être par le soulèvement de l'Amérique ; du Sud-Ouest une mer vint s'abattre sur la chaîne...., et arrachant son lit, le charria contre la muraille de rochers, l'amoncela contre les flancs, l'entassa sur les cimes, mit une montagne sur la montagne, couvrit l'immense écueil, et oscilla en courants furieux dans son bassin dévasté.

« Cette mer apportait la moitié des Pyrénées ; ses eaux violentes appliquèrent, contre le versant primitif, des étages calcaires inclinés et tourmentés ; ses eaux apaisées déposèrent sur eux les hautes couches horizontales.... Un jour enfin on vit grandir les grands monts qui forment le massif central Troumousse, le Vignemale, le mont Perdu et tous les sommets qui entourent Gèdres. Le sol avait crevé une seconde fois. Une ondée de nouveau granit s'élevait, chargée du granit ancien et de la prodigieuse masse des calcaires ; les alluvions montèrent à plus de dix mille pieds ; les anciennes cimes de granit pur étaient dépassées ; les bancs de coquille furent soulevés dans des nuages, et les cimes exhaussées se trouvèrent pour toujours au-dessus des mers.

« Deux mers ont séjourné sur ces sommets, deux coulées de roche embrasée ont dressé ces chaînes. »

Cette grandiose description nous fait assister aux immenses révolutions dont fut secouée la surface de

notre globe dès les premières heures de sa solidifica-
tion, et qui éclatèrent aussitôt que sa première croûte
solide fut constituée par la superposition des deux
couches de roches cristallines, le granit et le gneiss.
Elle est tout d'abord sphérique et l'eau ne se trouve
pas encore à sa surface, ou plutôt l'entoure à l'état
de vapeurs, lorsque, sous l'influence du refroidis-
sement progressif de la masse centrale et de sa contraction molléculaire, qui fait le vide au-dessous d'elle,
cette calotte rocheuse s'affaisse sur elle-même, se fissure
en d'insondables sillons, se creuse en de fantastiques
abîmes, et se soulève aussi en de colossales saillies
sous l'arcboutement des gigantesques débris de cet
affaissement. La vapeur aussi s'est condensée, et liquide,
mais bouillante, elle se précipite dans les parties profondes, où sous l'action de sa forte température et des
terribles mouvements de flux et de reflux qui la secoue,
elle dissout les sels dont la cristallisation constitue les
premières roches, et s'en sature. Ainsi viennent de se
former les premières mers, les premières chaînes de
montagnes ; ainsi vient aussi d'apparaître *la première
eau minérale.*

Puis d'autres soulèvements et d'autres effondrements
vont de nouveau se produire, entraînant dans leur cata-
clysme des océans entiers qui, en se déplaçant, aban-
donneront dans leurs anciens lits ou transporteront sur
les anciens sommets, dans leur irruption torrentueuse,
les dépôts formés de roches pulvérisées, de substances
métallico-salines dissoutes, parmi lesquelles, en grande
proportion, du *chlorure de sodium.*

Ces dépôts vont constituer de nouvelles couches de
terrain, dans les différents systèmes desquels se retrou-

veront les principes minéraux amassés à des âges différents et qui deviendront les réservoirs d'approvisionne-
ment de nos sources minérales.

C'est dans les terrains de cet âge secondaire, comprenant les trois systèmes triassique, jurassique et crétacé,
que nous rencontrerons le chlorure de sodium, le *sel*,
commençant à se montrer dans les derniers dépôts in-
termédiaires, subordonnés aux roches calcaires et aux
dépôts arénacés, et où il est accompagné de sulfate de
chaux anhydre. Il se prolonge ensuite assez avant dans
les terrains secondaires, où il se présente quelquefois
dans les dépôts calcaires, mais le plus souvent au milieu
des grès bigarrés, au sein desquels il est subordonné à
des dépôts d'argile généralement grise, quelquefois
brune ou même rouge brique, *argile salifère,* où il se
trouve mélangé de sulfate de chaux hydraté et de carbonate de chaux.

Cet exposé, malheureusement trop rapide, nous permettra cependant de nous rendre compte du mode de
formation des sources chlorurées ; mais il nous faut,
avant d'en aborder l'explication, jeter un coup d'œil sur
la géographie géologique d'une de ces régions salifères.

M. J. Seunes a particulièrement étudié à ce point de
vue la partie occidentale des Pyrénées, et de ses travaux,
il résulte que les gisements de sel de cette région ont
une origine commune et paraissent s'être formés à la
même époque géologique, puisqu'il admet « que les
affleurements des argiles bariolées gypsifères et souvent
salifères, qu'il signale entre Salies et l'Océan, occupent
l'axe d'un même pli-faille dont les inflexions parfois
brusques ont donné lieu à des fractures transversales. »

M. Mettrier, ingénieur des mines, reprenant ces

études géologiques, divise la région en trois zones : celle des crêtes, composée de terrains anciens du système granitique ; au nord de cette première zone, une bande plus ou moins large, de terrains triassique et jurassique ; plus au nord encore, une zone s'étendant jusqu'à la plaine, constituée par la couche la plus récente des terrains secondaires et représentée par des assises crétacées au travers desquelles se font jour des soulèvements triassiques. C'est dans ces dernières zones que se trouvent les ophites et les marnes bigarrées, dans la partie supérieure de plis-failles ou anticlinaux, comme celui « qui fait arriver au jour, au sein du terrain crétacé, les argiles salifères d'Oràas » et qui se prolonge à Dax et à Tercis ; comme celui « qui contourne le massif du Labourd, et contient les gites triassiques et salins de Salies, de Caresse, d'Urcuit, de Villefranque ; » enfin, comme « celui qui s'étend de Bidache à St-Pée-sur-Nivelle, en passant par Briscous et la partie sud du gite de Villefranque, » et qui renferme des marnes bigarrées et des masses gypseuses stratifiées, au sein desquelles est disposé le sel en zones parallèles et multicolores.

Voyons maintenant comment l'eau peut arriver au contact de ces couches salifères et se charger de leurs principes minéraux.

Les plis-failles, dont j'ai parlé tout à l'heure, sont des fissures produites dans la croûte terrestre aux diverses époques de sa formation, et qui ont rompu, plus ou moins complètement, les rapports des différentes couches de terrains entre elles. De ces failles, les unes ne se présentent que comme des solutions de continuité, occasionnées dans la profondeur des terrains, sans que d'un bord de la faille à l'autre, les rapports des couches soient changés ; les autres ont été produites par des glissements verticaux qui ont occasionné non seulement des écartements, mais des changements de rapport entre les étages, de sorte que des étages d'âge différent peuvent être vis-à-vis l'un de l'autre d'un bord de la faille à l'autre.

Ces fissures se trouvent être des voies d'entrée toutes naturelles aux eaux qui s'amassent à la surface du sol et qui peuvent pénétrer ainsi à une plus ou moins grande profondeur, en suivant leurs méandres et s'infiltrant entre les couches des terrains perméables. Dans ces trajets, l'eau se trouve en contact plus ou moins prolongé avec les principes minéraux des roches et peut les dissoudre suivant leur degré de solubilité ; elle peut aussi s'amasser dans une partie plus déclive, y s'éjourner, s'infiltrer entre deux couches et arriver ainsi à une autre faille, moins élevée que la précédente, et dans laquelle elle s'élèvera tendant, d'après le principe des vases communiquant, à reprendre son niveau. Si la faille arrive jusqu'à la surface du sol, l'eau y affleurera enrichie des principes minéraux dont elle se sera chargée dans son voyage souterrain ; si, au contraire, la nouvelle faille est recouverte d'une épaisseur assez importante de terrains récents, l'eau s'étalera en une nappe souterraine, où on la trouvera en forant un puits. Que cette eau se soit donc trouvée dans son parcours à travers la première faille, en contact avec des marnes gypso-salifères, ou qu'elle aboutisse à une mine de sel gemme, elle remontera dans la faille la plus déclive et sortira à l'extérieur chargée de chlorure de sodium et à l'état *d'eau chlorurée sodique.*

Il n'est pas toujours nécessaire que l'eau rencontre

une fissure dans les couches terrestres, pour y pénétrer ;
certaines roches sont assez perméables pour qu'elle
puisse les traverser par capillarité et arriver ainsi jusqu'aux plus grandes profondeurs. Là elle s'échauffe,
remonte sous l'influence de la pression ou à l'état de
vapeurs qui se condensent en retraversant les couches
supérieures plus froides, et peut s'amasser en des réservoirs intra-terrestres ou s'insinuer dans une faille, en
ayant considérablement accru, par la chaleur et la pression auxquelles elle est soumise, son pouvoir dissolvant.
Ce sont ces eaux qui se saturent tellement de sels métal-
liques qu'elles les déposent, à mesure qu'elles se refroi-
dissent, le long des conduits naturels qu'elles parcourent,
et forment les filons métallifères dont nous devons
l'explication à Elie de Beaumont.

Enfin, il est une autre conception de l'arrivée de l'eau
dans les couches profondes ; elle a été émise par le
professeur Armand Gautier qui reconnaît, sur la surface
du globe, de grandes fractures se continuant des conti-
nents dans la profondeur des Océans, où elles ouvri-
raient des portes d'entrée à l'eau de la mer qui subirait
alors les mêmes phénomènes de vaporisation et d'ascen-
sion que ceux que j'ai décrits tout à l'heure.

Qui qu'il en soit de son mode de pénétration dans les
profondeurs du sol, l'eau remonte à la surface par
l'intermédiaire d'une cassure, surchargée des principes
minéraux dissous, dont la majeure partie sera représentée par du chlorure de sodium si elle a traversé des
terrains secondaires ou tertiaires présentant des bancs
de sel gemme. Je dis que cette eau sera surtout chargée
de chlorure de sodium, non pas parce que ces bancs de
sel gemme, ces argiles salifères ne renferment que ce sel ;

elles contiennent aussi, nous l'avons vu, des carbonates, surtout du carbonate de chaux, des sulfates, des sulfures, etc. ; le sel se trouve même compris entre des masses entièrement calcaires ; mais sa grande solubilité lui fait saturer l'eau dans des proportions bien plus élevées que les autres sels minéraux, et c'est ce qui fait que toutes les eaux chlorurées sont toutes des *chlorurées sodiques*, les autres chlorures n'étant qu'en infime minorité, et que c'est dans la famille des chlorurées que l'on trouve les eaux à plus forte minéralisation.

Donc, toute eau chlorurée est une chlorurée sodique, car son principe dominant, son élément caractéristique, et je dirai non seulement comme quantité, mais aussi comme qualité, est le *chlorure de sodium*. Aussi, quand on a voulu diviser cette famille en classes, a-t-on été obligé de s'appuyer sur l'existence d'un nouveau sel pouvant jouer une certaine influence secondaire à côté de l'influence primordiale de l'élément principal, et a-t-on été amené à distinguer les différentes classes :

Des chlorurées bicarbonatées,

Des chlorurées sulfurées,

Des chlorurées sulfatées,

en laissant toutefois à la tête de la famille les **chlorurées sodiques simples,** les plus importantes et les plus minéralisées, celles dont nous avons à nous occuper ici.

*
* *

La première de toutes les sources chlorurées sodiques, celle qui réunit tous les quartiers de noblesse de la famille, puisqu'elle est le dernier vestige de ces grandes masses liquides et brûlantes qui se saturaient de sels minéraux en dissolvant les roches, et qu'elle s'étend encore, plus paisiblement il est vrai qu'à ces époques tourmentées, sur près des trois quarts de la surface du globe ; la *Mer*, est aussi la plus grande mine de chlorure de sodium, de ce sel que l'on appelle si significativement sel marin, et qui est, comme dit Pline, indispensable à l'existence. La mer constitue le type de la médication chlorurée sodique, non pas tant par la grande minéralisation qu'elle présente et que nous verrons dépasser par celle de certaines sources terrestres, que par l'ensemble des moyens d'action qu'elle réunit : l'air et l'eau.

Dans les Pyrénées, et surtout dans la partie occidentale de la région, les sources d'eau chlorurée sodique sont très nombreuses et remarquables par leur excessive minéralisation ; il en existe aussi dans d'autres parties de la chaîne, mais non utilisées au point de vue thérapeutique, et dans d'autres régions montagneuses de la France, comme aux pieds des Vosges, de la Côte-d'Or, du Jura, sur les derniers contreforts des Alpes. De ces sources, certaines étaient employées pour l'extraction du sel bien avant d'être utilisées comme agent thérapeutique, et les salines, qui continuent à y fonctionner, étaient installées bien avant que l'on y construisît des établissements hydrothérapiques.

Le sel est extrait de ces eaux par évaporation, au moyen de manœuvres différentes. A la mer, c'est l'évaporation naturelle qui est employée : elle se fait dans des bassins creusés en contre-bas, le long des plages et appelés *marais salants*, et dans lesquels l'eau se concentre graduellement en passant dans des séries de réservoirs différents, pour aboutir en dernier terme aux *tables salantes*, bassins à surface très lisse et très peu profonds, dans lesquels le sel se cristallise en prismes triangulaires et forme le sel gris ordinaire ou sel de cuisine. Avant la fin de la cristallisation, on enlève l'*eau-mère*, c'est-à-dire l'eau contenant, en dissolution très concentrée, les sels de magnésie, également contenus dans l'eau de mer, et qu'un excès d'évaporation (au-dessus de 28º Beaumé) précipiterait et mélangerait au sel marin.

Dans les salines des Pyrénées, l'opération se fait artificiellement, c'est-à-dire que l'on fait chauffer l'eau des sources salées dans des grandes cuves pour en extraire le chlorure de sodium. Voici comment l'on procède, par exemple, avec les eaux salées naturelles de Briscous, qui sont traitées dans l'usine de Mousserolles :

L'eau salée est reçue tout d'abord dans de grandes cuves en bois — au nombre de six — d'une capacité de 50 mètres cubes chacune. Dès qu'une cuve est pleine d'eau de Briscous, troublée par l'aspiration et le refoulement, on jette à la surface de l'eau, dans la cuve, deux seaux d'eau salée dans laquelle on a délayé de la chaux blanche, grasse, éteinte. Au bout de 24 heures de repos, la chaux est tombée au fond de la cuve entraînant avec elle les particules terreuses et ocreuses en suspension, et l'eau est clarifiée.

Cette eau, clarifiée, est conduite par une canalisation dans les chaudières d'évaporation. Ces chaudières sont, à la saline de Mousserolles, au nombre de cinq.

La première est une chaudière ou poêle ronde, de sept mètres de diamètre servant exclusivement à la fabrication du sel fin pour la table. Pour produire ce sel *fin fin*, il faut chauffer l'eau à 110° centigrades, agiter constamment cette eau et pêcher le sel ainsi produit. Dans les anciennes salines de Briscous, dans toutes les anciennes salines, l'agitation permanente de l'eau, la pêche constante du sel se faisaient, se font à main d'ouvrier. Mais cette fabrication à main d'ouvrier, forcément incomplète, produit un sel insuffisamment fin pour le luxe.

A Mousserolles, l'agitation et la pêche continues sont faites à la machine à vapeur, actionnant des agitateurs et des ramasseurs tournant horizontalement et circulairement dans la poêle ronde. Le sel est ramené dans deux poches latérales d'où il est extrait à la main continuellement, pour être jeté sur des séchoirs en bois inclinés, placés au-dessus de la poêle ronde. Le sel est ensuite chargé dans des wagonnets en bois et déchargé dans de grands et hauts magasins en bois, contenant chacun 200 tonnes de sel, où il s'égoutte et sèche.

Les quatre autres chaudières ont, chacune, sept mètres de largeur et vingt mètres de longueur. Elles sont chauffées au charbon par quatre foyers et consomment de un à quatre tonnes de charbon par 24 heures pour produire de deux à huit tonnes de sel par 24 heures, selon le grain que l'on cherche à obtenir. Pour produire du sel demi-fin, il faut chauffer l'eau à 105° centigrades, pêcher le sel toutes les huit heures, trois fois en 24 heures, et brûler quatre tonnes de charbon par 24 heures, pour produire huit tonnes de sel en 24 heures. Pour produire du sel demi-gros, il faut chauffer l'eau à 90° centigrades, pêcher le sel toutes les 24 heures et brûler deux tonnes et demie de charbon par 24 heures et dans les quatre foyers de la même chaudière, pour produire cinq tonnes de sel. Pour produire du sel gros, il faut chauffer l'eau à 75° centigrades, pêcher le sel tous les quatre jours, brûler une tonne de charbon par 24 heures et par chaudière, pour produire huit tonnes de sel gros en quatre jours.

Tous ces sels sont, à la pêche, jetés sur des séchoirs en bois, inclinés, placés sur les chaudières. Le sel pêché reste huit heures, 24 heures ou quatre jours sur les séchoirs ; c'est-à-dire jusqu'à la pêche suivante, et il est chargé sur des wagonnets qui le conduisent et le déchargent aux magasins. Un même magasin ne reçoit qu'une seule sorte de sel. [1]

Une chaudière reçoit, au commencement de la fabrication, environ 50 mètres cubes d'eau salée ; puis, journellement, d'une façon continue, environ 25 mètres cubes d'eau salée. La fabrication se poursuit ininterrompue pendant un mois. Donc, la chaudière reçoit en plus 750 mètres cubes d'eau salée ; au total 800 mètres cubes, et il reste dans la chaudière, au moment de l'arrêt de la fabrication, 50 mètres cubes d'eau ne contenant que peu de chlorure de sodium, une notable proportion de chlorure de magnésium et enfin tous les bromures et iodures qui se trouvaient dans les 800 mètres cubes d'eau salée naturelle ; ce sont les *Eaux-Mères*.

Ceci explique que, tandis que l'eau salée ne contient que des traces de bromures et d'iodures, l'eau-mère en contient des quantités appréciables (1 gr. 3). Enfin, le chlorure de magnésium contenu dans l'eau-mère — et n'existant pas dans l'eau salée, est produit par une réaction du chlorure de sodium sur le sulfate de magnésie — réaction qui s'opère pendant la fabrication.

(1) Nous devons ces renseignements techniques à M. Mouly, directeur des Salines de Briscous et de l'Etablissement Thermal de Biarritz.

L'eau-mère, résidu, pour ainsi dire, de la fabrication du sel, — et qui pèse 28° Beaumé — est encore trop peu chargée en bromures et iodures pour être expédiée au loin. Cette eau-mère est concentrée dans une chaudière en tôle et ouverte, à petit feu continu pendant huit jours consécutifs jusqu'à ce qu'elle soit amenée à 36° Beaumé.

A ce moment, la quantité d'eau-mère qui existe dans la chaudière de concentration est huit fois moindre qu'au début de cette concentration, et elle contient tous les bromures et iodures du début. Ceci explique pourquoi il y a 1 gr. 3 de bromures et d'iodures par litre d'eau-mère ordinaire et (1 gr. 3 × 8 =) 10 gr. 4 par litre d'eau-mère concentrée.

Donc, 800 litres d'eau salée produisent 50 litres d'eau-mère ordinaire et 6 litres 25 centilitres d'eau-mère concentrée.

Dans d'autres régions de la France et en Allemagne, où les eaux salines sont beaucoup moins riches en chlorure de sodium, on est obligé de faire précéder le travail d'ébullition dans les chaudières d'une première opération d'évaporation à l'air libre. « On se sert, dans ce but, de grands hangars nommés *bâtiments de graduation*, qui sont ouverts de tous côtés, et sous lesquels sont entassés des fagots d'épines, de manière à former des murailles de 300 à 400 mètres de long sur 6 de large et 12 à 15 de haut.

Au-dessous de ce bâtiment se trouve un grand bassin qui reçoit les eaux concentrées par l'évaporation ; au sommet est disposé un canal horizontal dans lequel sont amenées, au moyen d'une pompe, les eaux de la source. Celles-ci s'échappent du canal par de petites

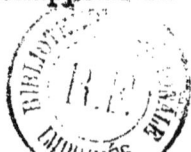

ouvertures pratiquées le long de ses parois latérales et descendent lentement à travers les fagots sur lesquels elles se répandent en couches minces, de manière à présenter au vent une grande surface d'évaporation. » [1]

On retire de cette opération, répétée sept à dix fois, une eau bien plus concentrée, appelée en allemand « *Soole* » ou « eau graduée », et qui a abandonné, sur les fagots, une partie de son carbonate de chaux et du ses-quioxyde de fer. Elle est alors prête à être traitée par l'ébullition dans des chaudières, pour produire l'eau-mère ; et cette eau-mère allemande « *mutter-lauge* », n'a rien de comparable avec celles dont nous venons de parler, car on n'en a retiré qu'incomplètement le chlo-rure de sodium, dont elle devient tout simplement une solution plus concentrée, destinée à suppléer à la trop faible minéralisation de l'eau salée de la source.

Ces différentes eaux-mères sont des agents thérapeu-tiques, dont l'action va s'ajouter à celle des eaux chloru-rées, pour en augmenter ou en atténuer les effets suivant les cas, et comme je vous le montrerai tout à l'heure en discutant leurs effets physiologiques réciproques.

*
* *

Les eaux chlorurées sodiques ne sont pas toutes égal-ement minéralisées, et leur richesse en chlorure varie dans des proportions considérables d'un bout de l'é-chelle à l'autre, puisque dans les unes on ne trouve que

(1) *Les principales stations chlorurées sodiques d'Europe*, par le D^r Ch. Lavielle.

1 gr. 30 de chlorure par litre d'eau, tandis que d'autres en contiennent jusqu'à 300 grammes par litre. Je les diviserai donc, pour faciliter l'exposé de ce qui va suivre, en trois catégories : les faibles, contenant moins de 1 pour 100 de chlorure de sodium ; les moyennes, en renfermant plus de 1 pour 100 ; et les fortes saturées à plus de 10 pour 100. J'ajouterai que cette classification n'a rien d'officiel, mais que, nécessitée du reste par les besoins de la cause, elle est très rationnelle, car elle concorde avec des différences d'emploi et de modes thérapeutiques.

C'est ainsi que, celles que j'ai rangé dans les faibles et les moyennes sont les seules qui puissent s'employer couramment en *boisson ;* l'usage interne des eaux minéralisées à 25 et 30 % étant très difficilement supportable. On a bien essayé cependant d'user de cette méthode thérapeutique, comprenant l'aide puissante qu'elle ajouterait au traitement balnéaire, pour atteindre un résultat résolutif et fondant, surtout quand il s'agirait d'eau bromo-iodurée. A Salies, par exemple, Foix a essayé de donner de très faibles doses, 20 à 40 grammes par jour, dans du lait ou du bouillon ; il a même donné à la même dose des eaux-mères. A Miserey, on a fait prendre à l'intérieur l'eau salée par cuillerées à café, deux ou trois. Mais, malgré les précautions et la prudence, les phénomènes d'intolérance arrivent vite, sous forme d'embarras gastrique accompagné d'éréthisme vasculaire et nerveux, et obligent d'interrompre la cure ; aussi a-t-on abandonné ce mode de traitement, du moins pour les eaux très fortement chlorurées.

Les stations de moyenne minéralisation n'ont pas à craindre d'aussi graves inconvénients, aussi peuvent-elles être employées à l'intérieur, mais toujours dans des proportions relativement faibles ; c'est ainsi que suivant la méthode du Dr Planche, de Balaruc, on fait prendre par gorgées, pendant le bain, un quart, un demi ou un verre plein, suivant les cas et pour obtenir un effet purgatif ; tandis qu'à Salins (Jura) on fait boire avant et après le bain, sans toutefois dépasser la dose de deux verres. Cette pratique deviendra, au contraire, le mode d'administration habituel des eaux chlorurées sodiques faibles et surtout de celles qui contiennent de l'acide carbonique libre dont la présence facilite l'ingestion du sel.

Le traitement externe joue le principal rôle dans la médication chlorurée sodique, et il reste le seul mode d'application de notre groupe des chlorurées du Sud-Ouest. Le bain en est la forme la plus usuelle. On prend les bains complètement salés, c'est-à-dire uniquement composés de l'eau de la source, ou en les mélangeant d'une plus ou moins grande quantité d'eau douce, de façon à les ramener à une salure de 5, 10, 15 pour 100, et les élever progressivement au degré que l'on juge utile. La température est indifférente, elle ne doit pas toutefois varier sensiblement entre les limites de 32° à 35° centigrades, et être entretenue constante pendant toute la durée du bain qui, du reste, se refroidit d'autant moins rapidement que celui-ci est plus fortement salé.

La durée du bain varie suivant les individus, leur âge, leur tempérament, et suivant le but à atteindre. Un bain de 10 à 15 minutes suffit pour les enfants ; 25 minutes est une bonne moyenne pour les adultes ; cette durée pourra être diminuée ou augmentée de cinq minutes suivant qu'on aura à faire à des sujets nerveux ou à des lymphatiques torpides. Enfin, la durée du bain pourra être portée à quarante-cinq, cinquante minutes, dans quelques cas spéciaux où l'on veut obtenir de puissants effets résolutifs. Le repos après le bain est une chose nécessaire chez beaucoup de malades, il est indispensable chez certains, et je l'exige absolu, pendant une heure, chez les femmes atteintes d'affections utérines.

Je préfère le bain du matin à celui de l'après-midi, mais je tiens à ce qu'il ne soit pas pris complètement à jeun, c'est-à-dire que le meilleur moment est entre le premier déjeuner et le repas de midi ; c'est le meilleur moyen d'éviter les vertiges, les étourdissements, les poussées congestives et les maux de tête, contre lesquels on aura aussi le recours des compresses d'eau fraîche appliquées sur le front, au cours de la balnéation.

Au bain salé, plus ou moins mitigé d'eau douce, on peut ajouter les eaux-mères dont nous avons suivi précédemment la fabrication. Pour nous, ce sont des agents modificateurs que nous employons à la dose de 5 à 25 litres par bain. Les eaux-mères peuvent aussi servir localement, en application de compresses, qu'on laisse sur la région malade pendant un temps variable et dont on empêche l'évaporation en les recouvrant d'une toile gommée.

La *douche* est aussi employée dans les stations chlorurées sodiques. Elle peut être générale ou locale. La douche générale peut être employée sous toutes ses formes : en jet plein, en jet brisé, en arrosoir, en cercle, etc. Elle n'a d'action vraiment minérale que chaude,

entre 30° et 40° ; froide, elle n'a d'autre action que celle
de la douche ordinaire, à laquelle s'ajoute l'effet de sa
grande densité. On la donne avant ou après le bain,
suivant le rôle qu'on veut lui faire jouer. La douche
locale a pour but d'agir d'une façon plus énergique sur
une région limitée ; on en use avec pression, en jet
filiforme, ou sans pression, en douche de robinet,
prise dans la baignoire.

Je ne parlerai pas des douches ascendantes utérines
dont je ne suis pas partisan et qui sont avantageusement remplacées par le spéculum de bain, et surtout
par l'irrigation faite dans le bain, à l'aide d'un enton-
noir muni d'un tube en caoutchouc et d'une canule en
gutta-percha.

La cure chlorurée-sodique peut se compléter de
moyens spéciaux, tels que douches nasales, pulvérisations, et enfin inhalations comme on les pratique en
Allemagne où l'on fait promener et séjourner les malades près des maisons de graduation, dont nous avons
parlé, et où ils peuvent respirer l'air imprégné de mol-
lécules salines. Il est, en France, des stations chlorurées-sodiques qui ont le privilège d'être situées au bord
de la mer et qui peuvent fournir naturellement à leurs
malades l'inhalation constante d'un air autrement
ozonisé et autrement chargé de substances salines.

*
* *

Le rôle thérapeutique de tout traitement hydro-minéral découlant des phénomènes physiologiques qu'il

occasionne, et le traitement chloruré-sodique fort se résumant principalement dans la balnéation, nous allons étudier les *effets physiologiques du bain salé*. Ils sont *généraux* et *locaux*. La première action est locale et se passe du côté de la peau qui rougit par suite de l'activité plus grande de la circulation périphérique ; cette irritation cutanée peut même, chez les personnes à peau fine et très sensible, s'accentuer au point d'aboutir à des éruptions, généralement légères, et qu'on arrive facilement à éviter par l'addition, à l'eau du bain, d'amidon ou de gélatine.

Ce phénomène est le premier résultat de l'action exercée sur la circulation ; la circulation périphérique est, cela se comprend, la première intéressée, mais *la circulation générale* ne tarde pas à subir la même influence excitante. Elle devient plus rapide et en même temps plus pleine ; d'où il résulte une stimulation de toutes les fonctions organiques par suite de la plus complète oxygénation du sang ; stimulation qui se traduit par le relèvement de l'appétit, l'amplitude et la profondeur de la respiration, une légère surexcitation nerveuse et qui est en rapport avec le degré de concentration de la solution saline. Cette excitation réagit tout particulièrement sur la *circulation abdominale* et peut aboutir à des phénomènes de congestion active qui seront à rechercher dans certains cas et à éviter dans d'autres, mais que l'on doit toujours surveiller de très près.

Une étude expérimentale de M. Albert Robin a mis en lumière le processus physiologique qui se passe du côté de la *nutrition générale* et qui est l'explication, en somme, des résultats ultimes. Sans m'arrêter à la spécificité d'action que l'auteur a voulu voir dans chaque

bain, selon son degré de salure, et qui est pour moi
plus virtuelle que réelle, j'arrive à ses conclusions qui
sont : que la balnéation chlorurée sodique, augmentant
à la fois la désassimilation et les oxydations azotées,
*relève les échanges azotés et accroît l'oxydation des pro-
duits de désassimilation*, qu'elle est aussi un *agent
d'épargne du système nerveux*, et que, par conséquent,
elle relève l'activité vitale et diminue l'opportunité
morbide, ce qui est encore prouvé par l'élévation du
taux de l'oxyhémoglobine du sang et l'augmentation du
nombre de globules rouges.

Ceci nous amène donc à mettre les eaux chlorurées
sodiques au premier rang des eaux *toni-reconstituantes*
et à leur reconnaître, au plus haut degré, la double
vertu *altérante et résolutive*, s'exerçant d'une part sur le
terrain qu'elle modifie, d'autre part sur les lésions exis-
tantes qu'elle fait rétrocéder, et qui sera d'autant plus
développée que l'eau sera plus fortement minéralisée.
Enfin, elles jouissent aussi des effets *substitutifs* des
sulfureuses et d'une *action emménagogue* qui leur est
spéciale.

Là ne se bornent pas les ressources thérapeutiques
que possèdent nos stations chlorurées sodiques des
Pyrénées ; elles y ajoutent l'emploi des *eaux-mères* qui,
comme nous l'avons vu, sont devenues, dans leur trans-
formation, un élément nouveau, différent de leurs eaux
salées originaires et douées de vertus thérapeutiques
spéciales. Il faut distinguer complètement ces eaux-
mères chlorurées-magnésiennes de celles des autres
stations chlorurées sodiques et qui sont des eaux-mères
chlorurées-sodiques ou chlorurées calciques.

Dans une étude que j'ai lue dernièrement à la Société d'Hydrologie, sur l'*Action physiologique des Bains d'eaux-mères*, je me suis attaché à marquer la grande différence qui existe entre nos eaux-mères et ces eaux-mères sodiques ou calciques qui ont la même action que l'eau dont elles proviennent et auprès desquelles elles jouent le rôle d'agents de renforcement, servant à suppléer à la faible minéralisation de l'eau de la source ; et j'ajoutai, en parlant des eaux-mères magnésiennes : « Ici, il n'est plus question d'agent de supplément servant à augmenter la minéralisation et à en accentuer les effets excitants et toniques-stimulants ; le résultat est tout autre, et la clinique a depuis longtemps mis en lumière l'action *sédative*, déprimante de ces eaux-mères, opposée à l'action excitante de l'eau chlorurée sodique, et dont on se sert pour corriger, pour atténuer ce que celle-ci peut avoir de trop violent dans ses effets, surtout au commencement d'une cure. » Enfin, de l'étude expérimentale que j'en ai faite, je conclus : « que les eaux-mères chlorurées magnésiennes employées en balnéation générale ralentissent tous les phénomènes de nutrition en diminuant l'activité des échanges azotés et l'intensité des oxydations intra-organiques ; que, par conséquent, leur action est diamétralement opposée à celle de la balnéation chlorurée sodique et qu'elles revendiquent, à un plus juste tiire que celle-ci, le rôle d'agent d'épargne du système nerveux. Quant à leur vertu *sédative générale*, j'en vois la raison dans le fait de la moins grande oxygénation du sang, par suite de l'action qu'elles exercent directement sur lui en lui faisant perdre une partie de son affinité pour l'oxygène. [1]

*
* *

Le *Lymphatisme et la Scrofule* sont la première indication des Chlorurées, celle qui les unit en un groupe thérapeutique distinct, comme le chlorure de sodium les unit en un groupe chimique.

C'est en effet une action pour ainsi dire spécifique qu'exercent ces eaux sur les manifestations de ces deux états dont l'un n'est que le premier stade de l'autre et qni sont tous les deux un pas fait vers la tuberculose.

Le lymphatisme est une forme spéciale de tempérament, constitué par la dilatation des espaces lymphatiques, l'état de mollesse des tissus, l'atonie de la circulation sanguine et le ralentissement des fonctions de nutrition, et offre un terrain admirablement préparé pour le développement de la diathèse scrofuleuse, manifestation torpide et quelquefois latente de la tuberculose. Il est donc de la plus haute importance de ne pas laisser livré à lui-même cet organisme en état de réceptivité morbide, mais de le mettre, au contraire, dans de meilleures conditions de défense, en réveillant son énergie fonctionnelle et relevant ses forces vitales. La médication chlorurée, appliquée à propos, peut arriver à ce résultat, et elle joue, dans ces circonstances,

(1) F. Gallard. — *Étude sur l'action physiologique des Bains d'Eaux-Mères.*

un très grand rôle prophylactique auquel on doit toujours avoir recours.

Elle est aussi une arme puissante contre la diathèse scrofuleuse déclarée, et son indication est formelle contre toutes ses manifestations, qu'elle atteint par sa triple vertu : toni-reconstituante, altérante et résolutive. Plus les affections scrofuleuses qu'il s'agira d'atteindre seront profondes et « empreintes du degré le moins contestable de constitutionnalité », plus on devra recourir aux eaux les plus fortement minéralisées par le chlorure de sodium. Sous leur influence, on voit fondre les engorgements ganglionnaires, se tarir et se fermer les trajets fistuleux, se modifier complètement les lésions cutanées, s'atténuer les inflammations catharrales des muqueuses. Puis l'asthénie générale cède à leur action stimulante, les échanges nutritifs s'accélèrent, les fonctions physiologiques se rétablissent et l'être, sortant de sa torpeur, subit une poussée de vie et d'évolution : l'enfant semble renaître.

Bien entendu, ce ne sera pas en une durée de quelques semaines, ni de quelques mois, que l'on atteindra ce résultat. C'est contre un état constitutionnel qu'on a à lutter et non contre une maladie ; c'est donc constitutionnellement qu'il faut l'atteindre, et pour cela de nombreuses et longues saisons seront nécessaires. Je l'ai dit plus haut, la grande puissance des eaux fortement chlorurées est, aussi, indispensable dans ces cas-là, et ce sont des bains entiers, c'est-à-dire exclusivement composés d'eau salée, de grandes douches générales et des douches locales qu'il leur faudra ; en somme, toute l'énergie de l'action chlorurée sodique.

Il y a plus, la grande intensité de traitement est cer-

táinement beaucoup, mais sa continuité est encore mieux ;
c'est cette vérité thérapeutique qui a fait pendant longtemps donner l'avantage à la *cure marine* sur toute autre
cure chlorurée sodique. En plus du bain de mer, chaud
ou froid, l'enfant reste toujours, sur la plage, sous l'influence du chlorure de sodium ; il en absorbe à chaque
inspiration, il en absorbe en jouant pieds et jambes
nus dans le sable mouillé de la plage, et vit de plus dans
un air pur et profondément vivifiant, chargé d'ozone et
de lumière. Ces favorables conditions, d'une action
constante et continue, ont paru, à de nombreux prati-
ciens, suffisantes pour suppléer à l'infériorité que pré-
sentait l'eau de la mer, au point de vue minéral, vis-
à-vis de certaines stations chlorurées. Mais, comme le
dit Ray. Durand-Fardel, « on ne peut faire de la cure
marine, l'équivalent d'une cure aux stations chlorurées.
La médication par les eaux chlorurées a pour agent im-
médiat et essentiel le bain, dont l'action est due aux principes minéralisateurs de l'eau employée. La cure marine,
elle, doit son action presque exclusivement à l'*air marin,*
inhalé d'une façon continue, avec ses qualités de pureté,
d'humidité spéciale, d'oxygénation ou plutôt d'ozonisa-
tion, et aussi avec les quelques principes bromo-iodurés
qui y sont en suspension. Le climat marin, voilà la base
de la cure marine. » [1] Aussi a-t-on cherché pendant
longtemps à associer les deux actions chlorurée et
marine en envoyant successivement les petits malades
dans une station chlorurée sodique, puis au bord de la
mer, ou réciproquement. Il n'existait pas alors de
station remplissant cette double condition : forte miné-

(1) Ray. Durand-Fardel. — *Lymphatisme, Scrofule et Eaux minérales.*

ralisation chlorurée et air marin ; depuis cinq ans il en existe une, elle appartient à notre région pyrénéenne, et je ne veux pas attendre de passer en revue chaque station en particulier, pour vous la citer, et mettre au fronton de Biarritz, les deux mots : Lymphatisme et Scrofule.

Une autre affection constitutionnelle, le *rachitisme*, tombe sous le coup de la balnéation chlorurée sodique forte, et là encore l'action est remarquable ; elle s'opère sur le système osseux dont elle diminue la déperdition en phosphate, et sur le système musculaire, dont elle augmente la tonicité ; ses effets aboutissent au redressement des os des membres, à l'accélération de la dentition et à la régularisation des fonctions gastro-intestinales. Les petits malades, qui ne pouvaient pas se tenir sur leurs jambes, en arrivant, commencent à marcher, après un nombre de bains relativement restreint, s'alimentent mieux et avec plus de profit, et ne tardent pas à retrouver la gaieté de leur âge et à perdre l'aspect vieillot de leur physionomie.

Certaines *tuberculoses locales*, comme la *coxo-tuberculose*, comme les *synovites fongueuses* non ulcérées, comme les *ostéo-arthrites* avant ou après suppuration, comme la *tuberculose testiculaire*, enfin comme certains cas de *tuberculose péritonéale* avec persistance des phénomènes d'induration, peuvent bénéficier des bains salés qui agiront sur l'état général et devront être ordonnés surtout quand celui-ci est gravement compromis par la longue durée ou le nombre des lésions.

Parmi les *états anémiques*, ceux qui correspondent à une diminution des échanges azotés et à un amoindrissement des oxydations sont justiciables des eaux chlo-

rurées ; et je tiens à insister ici sur certains états anémiques fréquents chez *les névropathes.* En effet, dans
nombre de ces maladies rangées dans le cadre des états
neurasthéniques, l'anémie joue un rôle important et a
une influence considérable sur la marche de la maladie,
car la perte de la puissance sanguine, une fois établie,
qu'elle soit primordiale, ou qu'elle soit secondaire,
devient le plus grand obstacle à la guérison de l'état
névropathique. Ce sont ces nerveux, arrivés à un état
d'inanitiation et de débilitation générales plus ou moins
accentué, qui profiteront avantageusement de nos eaux
salées s'ils oxydent incomplètement, et si leurs échanges azotés sont amoindris ; et de nos eaux-mères, si, au
contraire, ils oxydent trop et ont une trop grande activité dans leurs combustions intra-organiques. Il faudra,
toutefois, agir avec grande prudence envers eux, et ins-
taller, au début, une véritable cure d'acclimatement
pour agir sur la circulation en évitant, autant que possible, de réveiller les phénomènes nerveux ; nous som-
mes donc loin de la cure intensive préconisée dans les
cas précédents.

De même, dans la *chlorose,* le traitement salin pourra
être un adjuvant puissant de la médication martiale,
surtout quand il s'agira de certains troubles, comme
ceux qui se déclarent si souvent chez les jeunes filles à
l'époque de la puberté, et qui seront favorablement
modifiés par lui.

Du reste, tous les phénomènes de croissance sont considérablement aidés par l'hydrothérapie chlorurée-sodique, et quand ces phénomènes sont déviés de leur évolution régulière, par exemple chez *les cyphotiques* et chez

les scoliotiques, ils sont sensiblement améliorés et tout
au moins arrêtés dans leur viciation.

J'arrive maintenant à la question fort importante et
fort délicate des *Maladies des Femmes*. Les eaux chlorurées-sodiques tiennent une place très sérieuse en
gynécologie, quoique leur rôle n'y ait pas encore été
bien défini. Depuis longtemps, les chlorurées fortes ont
été considérées comme ayant une action spéciale sur les
fibrômes utérins qu'elles faisaient retrocéder sans, toutefois, que l'on puisse se rendre compte du processus qui
se produisait. Cette rétrocession ne serait-elle pas due,
du moins en grande partie, à la fonte des exsudats péri-
métritiques et péri-fibrômateux, beaucoup plus tôt qu'à
la diminution du fibrôme en lui-même ?

Je ne veux pas dire par là qu'il n'y ait pas aussi une
action directe ; je suis même persuadé que la plus
grande activité de la circulation abdominale se propage
à celle du fibrôme et surexcite sa contraction fibreuse.
Mais je crois que l'action résolutive qui s'exerce sur
les produits plastiques est beaucoup plus active et beaucoup plus immédiate, et que c'est à elle que l'on doit,
en grande partie, l'atténuation des symptômes de com-
pression que l'on constate si fréquemment.

Du reste, c'est, selon moi, *aux inflammations chroni-
ques du para et du péri-métrium*, de quelque origine
qu'elles soient, que doivent spécialement s'adresser les
eaux chlorurées-sodiques fortes. Ces *Cellulites Pelviennes*,
qu'elles enclavent l'isthme de l'utérus à la suite d'une
métrite aiguë, infectieuse naturellement, devenue chro-
nique ; qu'elles immobilisent le fonds de l'organe en
l'entourant au niveau des ligaments larges, à la suite

d'une poussée phlegmoneuse de propagation ; qu'elles épaississent la trompe ou forment une gangue autour de l'ovaire, concurremment à une salpingo-ovarite ; ces cellulites pelviennes, dis-je, sont des indications formelles à la cure chlorurée-sodique, quand elles sont arrivées à la période où la lésion infectieuse locale, métrite, phlegmon, salpingite ou salpingo-ovarite, a disparu, et qu'elles subsistent seules, mais menaçantes pour la vie des organes qu'elles entourent et qu'elles immobilisent, et restant des causes trop fréquentes de facile réinfection et de réveil de poussées aiguës.

Mais ce sera avec un soin jaloux, une excessive et experte prudence, qu'il faudra diriger un traitement de cette nature, si l'on veut en tirer tout le bénéfice qu'on est en droit d'en attendre et ne pas avoir de pénibles mécomptes : le moindre signe physique, le moindre symptôme fonctionnel devra être recueilli et considéré avec attention. La cure devra être longue, parce qu'elle devra être lente et douce, et que les arrêts devront être fréquents ; six semaines sont au moins nécessaires dans la moyenne des cas, et même faudra-t-il souvent faire faire deux saisons dans la même année. Les bains devront être très mitigés, surtout au début ; les eaux-mères joueront un rôle important au point de vue sédatif et résolutif ; elles pourront aussi être appliquées, localement, en compresses.

Les autres indications gynécologiques des eaux chlorurées dépendent surtout de l'état général qui est la cause étiologique de l'affection ; c'est ainsi que les crises *aménorrhéiques* ou *dysménorrhéiques* des chlorotiques se trouveront bien des bains d'eau salée et d'eaux-mères, des douches en jet brisé sur les reins ; c'est ainsi que la *métrite cervicale* des lymphatiques, avec col mou, utérus énorme et leucorrhée abondante, se trouvera favorablement modifiée par les bains avec irrigations vaginales.

Enfin, certains obèses, certains diabétiques, chez lesquels les échanges nutritifs seront ralentis, seront envoyés avec grand avantage dans les stations chlorurées.

Les contre-indications sont : les maladies organiques du cœur, l'albuminurie avec anasarque, l'asthme et la phtisie tuberculeuse, ces quatre contre-indications étant générales à tous les traitements hydro-minéraux ; l'*herpétisme*, à moins cependant qu'il ne relève de la scrofule, et les grandes manifestations *d'excitabilité nerveuse*, au premier rang desquelles il faut mettre l'*hystérie* et l'*épilepsie*, sont les contre-indications spéciales aux eaux chlorurées sodiques fortes.

*
* *

Après vous avoir exposé les effets physiologiques et l'action thérapeutique des eaux chlorurées sodiques et plus spécialement, comme le veut mon programme, des eaux chlorurées sodiques fortes, je vais passer en revue les différentes stations chlorurées sodiques de la France, insistant particulièrement sur les stations qui tirent de leur excessive minéralisation une importance thérapeutique toute spéciale et qui ont d'autant plus d'intérêt pour nous qu'elles se trouvent, à une exception près, groupées dans notre région pyrénéenne.

Je commencerai par les moins fortes et remonterai

l'échelle, en conservant autant que possible le groupement que j'ai suivi jusqu'à présent, en notant, au passage, les particularités que chaque station peut présenter.

Les eaux chlorurées sodiques les plus faibles se trouvent être les plus thermales et tirent de cette vertu une influence thérapeutique spéciale qui remplace, en quelque sorte, celles qui leur manquent au point de vue minéral ; de telle sorte qu'elles se rapprochent surtout des eaux thermales simples, contribuant de leur action sur les diverses manifestations de l'arthritisme et du rhumatisme et sur les paralysies d'origine cérébrale ; tandis que leur rôle de chlorurées, rôle anti-lymphatique et anti-scrofuleux, est atténué d'autant, son importance s'élevant proportionnellement au degré de minéralisation.

Bourbon-Lancy, petite ville de Saône-et-Loire, aux pieds des premiers contreforts des monts du Morvan, a une antiquité fort ancienne et conserve le souvenir des étuves romaines ; elle fut très courue au XVI[r] et au XVIIe siècle. Les sources, au nombre de cinq, ont une grande abondance (400 m. c. par jour) et une forte thermalité : la Limbe, 56° ; St-Léger, 46° ; Valois, 46°3 ; Reine, 50° ; Descure, 53. La composition des eaux des différentes sources est à peu près identique ; elles ne renferment que 1 gr. 30 de chlorure de sodium ; on y trouve des traces d'arsenic : 0.0001 par litre.

En plus de la cure interne et de la cure hydrominérale courante, on y pratique les douches, massages, les bains d'étuve naturelle à 48°, les bains de vapeur généraux et locaux, les inhalations et les pulvérisations.

Bourbon-l'Archambault, chef-lieu de canton de l'Allier, est située dans la vallée de la Buige, est à 25 kilomètres environ de Moulins. Une seule source chaude à 52° débite, en 24 heure, 1.200 mètres cubes d'eau contenant 2 gr. 2 de chlorure de sodium par litre, et de l'acide carbonique libre. Une source ferrugineuse, froide, sert surtout en boisson.

Lamotte-les-Bains, dans le département de l'Isère, possède deux sources très chaudes : le Puits, à 57°, les Dames, à 60° ; l'eau est minéralisée à 3 gr. 8 de sel, et contient des sulfates en notable quantité. La station, à 600 mètres d'altitude, jouit du climat de montagne.

Bourbonne-les-Bains, petite ville de la Haute-Marne, située sur le versant méridional des monts Faucilles, a trois sources fortement thermales, entre 42° et 65°, et chlorurées à 5 gr. 20 ; elles sont aussi légèrement sulfatées. Bourbonne poussède un hôpital thermal militaire. Il y a des étuves naturelles, et on y fait des applications de boues et des fomentations.

Balaruc, village situé sur une péninsule de l'Etand de Thau, avec une vue pittoresque sur la ville de Cette et des vestiges de Thermes Romains, a été célébré par Rabelais, et a une antique réputation pour l'efficacité de ses eaux sur les suites des blessures de guerre. Le climat y est chaud en été, doux et agréable au printemps et à l'automne. Il existe trois sources dont une seule, celle dite des Romains, est chaude à 48° ; elle renferme 7 gr. 80 de chlorures et alimente des salles de bains généraux et partiels, des salles de douches, de gargarismes, des étuves naturelles. On y emploie les boues de l'Etang de Thau, déposées pendant plusieurs mois dans l'eau thermale, et des mousses, réservées pour les applications sur la face et le cou ; on y prépare aussi des eaux-mères.

Avec **Salins-Moûtiers**, nous arrivons à des eaux de minéralisation plus forte et de température plus basse. La station est à Salins même, à une petite distance de la ville de Moûtiers, sous-préfecture du département de la Savoie, et sur les bords du Doron, affluent de l'Isère. Les fastes historiques de cette tets ation rappelent le passage d'Annibal et la gloire d'avoir été l'antique Dalentia, capitale de la Tarentaise. Les deux sources, exessivement abondantes — la plus chaude à 36° — alimentaient autrefois les salines de Moûtiers ; elles ne servent plus maintenant qu'à l'ancien établissement thermal, construit en 1841, et au nouvel établissement récemment bâti, qui comprend des salles de bains, de douches, des piscines de natation, des salles de pulvérisation, d'irrigation, des bains de vapeur, et où l'eau, chargée de 12 gr. 48 de chlorure de sodium par litre et d'une notable quantité d'acide carbonique libre, est amenée des griffons et des bassins souterrains, par des galeries peu profondes.

A trois kilomètres de Salins est la station chlorurée sulfatée de Brides-les-Bains.

Salins-du-Jura possède des eaux de source et des eaux-mères. Les eaux salées naturelles, froides, sortent d'une seule source appelée autrefois le Puits à Muire, située sous l'établissement. Elles contiennent 22 gr. 7

de chlorure pour 26 grammes de minéralisation totale, dans laquelle rentre une certaine proportion de sulfates et des traces de bromures. Les eaux-mères sont à type chloruré-sodique ; le chlorure de sodium s'y trouve à la dose de 168 grammes par litre, tandis qu'il n'y a que 60 gr. 9 de chlorure de magnésium et 2 gr. 8 de bromure de potassium.

Les eaux de Salins sont employées en bains et douches; l'établissement possède aussi une piscine d'une contenance de 86.000 litres d'eau, une des plus vastes qui existent. On fait aussi des cures de boisson.

L'Algérie a sa station chlorurée sodique, **Hammam-Mélouane**, située dans la province d'Alger, à 37 kilomètres de cette ville, et où affluent les baigneurs indigènes, malgré l'organisation très rudimentaire de l'établissement. Les eaux qui présentent la double qualité d'être thermales, 40°, et assez fortement chlorurées, 27 gr. de chlorure par litre, ont une très grande réputation qui s'étend tous les jours et commence à attirer la clientèle européenne. En plus des lésions scrofuleuses et lymphatiques, leur thermalité leur permet de s'adresser aux manifestations rhumatismales et goutteuses.

Les eaux de **La Moulière-Besançon** sortent du type de celles dont nous avons parlé jusqu'à présent et entrent dans la catégorie des chlorurées sodiques fortes dont elles sont, du reste, le seul spécimen existant en dehors de la région pyrénéenne. L'établissement thermal, aux portes de Besançon, utilise l'eau salée de la saline de Miserey, petit village situé à 6 kilomètres.

Les eaux filtrées à travers les bancs de sel gemme

3

sont ramenées à la surface après leur saturation, au moyen de forages très profonds, et alimentent la saline de Miserey, d'où elles sont conduites à Besançon. Leur minéralisation s'élève à 283 gr. de chlorure de sodium par litre et pour 298 gr. de minéralisation totale, et leur densité est de 24° à l'aréomètre.

On emploie aussi des eaux-mères qui renferment : 235 gr. de chlorure de sodium, 71 gr. d'autres chlorures et 2 gr. 2 de bromure de potassium et qui, par conséquent, ne peuvent pas être considérées comme un élément nouveau.

*
* *

J'arrive maintenant au groupe chloruré sodique pyrénéen qui réunit les stations chlorurées sodiques les plus fortement minéralisées et les plus complètes comme action thérapeutique, tant par leurs eaux salées que par leurs eaux-mères.

Je ne reviendrai pas, en les décrivant, sur les indications générales des eaux chlorurées sodiques qu'elles remplissent au plus haut point et auxquelles elles s'adressent d'une façon absolue, d'autant plus que ce sont elles que j'avais spécialement en vue en vous décrivant les applications thérapeutiques de la famille.

Ce groupe comprend les stations de Salies-du-Salat, Dax, Salies-de-Béarn et Biarritz-Briscous, dont les deux premières ont des eaux produites artificiellement par le lessivage des blocs de sel gemme, tandis que les eaux des deux autres émergent du sol naturellement saturées.

Salies-du-Salat, dans le département de la Haute-Garonne, possède des salines dans lesquelles l'eau salée est produite « par la dissolution du sel dans la profondeur du sol, au moyen d'une grande quantité d'eau ordinaire envoyée de la surface dans le banc de sel gemme. Lorsque cette eau est saturée et que sa densité est montée à 25° environ, on la retire au moyen d'une pompe » ; [1] elle contient alors 285 gr. 205 de chlorure de sodium pour 294 gr. 940 de minéralisation totale. Une autre source, faiblement minéralisée, — 35 gr. 246 de chlorure de sodium — alimente un établissement très primitivement installé, contenant une vingtaine de cabines et une piscine pour enfants.

La ville de Toulouse s'est rendue acquéreur de cet établissement qu'elle a l'intention de perfectionner.

Dax (Landes) — Le Dr Larauza a bien voulu me communiquer les renseignements suivants sur la médication saline de cette station :

« Indépendemment des boues végéto-minérales et des eaux sulfatées-calciques hyperthermales employées avec le plus grand succès dans le rhumatisme et ses diverses manifestations externes, la station de Dax possède encore des *eaux salées* et des *eaux-mères* dont les effets thérapeutiques sont absolument similaires à ceux obtenus dans les autres stations chlorurées-sodiques fortes.

Les eaux salées de Dax proviennent de la dissolution des blocs de sel gemme par l'eau de source, jusqu'à saturation complète ; aussi offrent-elles ce caractère de se présenter toujours avec le même degré de concentra-

(1) *Guide Médical des Stations Pyrénéennes.*

tion et d'avoir, par ce fait, une composition chimique absolument constante.

Ce sont des eaux chlorurées sodiques fortes contenant par litre 310 gr. 704 de sels divers. D'ailleurs, en voici l'analyse, faite par M. Wilm, pour l'annuaire officiel des eaux minérales françaises :

Densité à l'aréomètre : 24o5.

Chlorure de sodium......................		292 gr 862
~ de magnésium		3 gr 035
» de potassium......................		4 gr 470
v de Lithine.......................		Traces
» de Rubidium......................		»
Bromure de magnésium		»
» de sodium......·................		»
Iodure de sodium.......................		»
Sulfate de sodium		2 gr 876
» de potassium.....................		3 gr 175
» de magnésium....................		1 gr 674
» de calcaire		2 gr 606
Matières organiques diverses................		0 gr 016
Pour un litre : total des sels dosés......		310 gr 704

Ces eaux salées sont employées en bains et en douches, soit pures, soit mitigées d'eau minérale, dans des proportions variables, suivant le cas.

Mais, au lieu d'être mélangées, comme dans les autres stations chlorurées-sodiques, à une eau de source quelconque, préalablement chauffée pour atteindre la température exigée pour les bains, au 1/4, au 1/3, 1/2, 3/4, les *eaux salées de Dax* sont mélangées à l'*eau minérale, thermale, sulfatée-calcique.*

Donc, à ce point de vue, Dax doit être placée dans une classe à part parmi les stations chlorurées-sodiques, car la médication saline s'y présente avec un caractère original qui la distingue un peu des stations similaires.

Cette particularité thérapeutique qui permet, suivant les affections et les constitutions individuelles, de faire prédominer, dans la balnéation saline, l'élément sulfaté calcique ou l'élément salin proprement dit mérite, selon nous, d'être particulièrement notée, car, avec ces formules balnéaires appropriées, on peut répondre à des indications cliniques très variées.

Mais, en dehors des eaux salées, l'on emploie encore à Dax, dans une large mesure, les eaux-mères qui en dérivent. Cela s'explique par l'immense quantité d'eaux-mères dont cette station peut disposer pour les besoins médicaux, les salines de Dax ne fabriquant pas moins de 7 à 8.000 tonnes de sel par an.

Ces eaux-mères sont de deux sortes :

       1° Les eaux-mères de salinage.
       2° Les eaux-mères concentrées.

Les eaux-mères de salinage, c'est-à-dire, celles que l'on recueille dans les chaudières dans lesquelles on a fait évaporer par ébullition l'eau salée pour en extraire la plus grande partie du chlorure de sodium qu'elle renferme, sont surtout riches en chlorure de sodium et en sulfate de sodium.

Les eaux-mères concentrées obtenues par évaporation des eaux-mères de salinage jusqu'à ce qu'on arrive à avoir une solution saturée pesant 34° à l'aréomètre sont surtout riches en chlorure de magnésium et en sulfates divers,

Voici, d'ailleurs, l'analyse de ces deux types d'eaux-mères d'après M. Wilm :

	EAUX-MÈRES ordinaires	EAUX-MÈRES concentrées
Chlorure de Magnésie.............	48 gr. 284	232 gr. 541
» de sodium................	228 gr. 251	41 gr. 722
» de potassium.......	48 gr. 310	40 gr. 975
» de lithium...............	0 gr. 127	0 gr. 536
Bromure de magnésium	3 gr. 220	6 gr. 625
Iodure de sodium.................	traces	traces
" de magnésium.............	«	»
Sulfate de sodium	64 gr. 323	34 gr. 577
» de potassium.............	6 gr. 960	24 gr. 699
» de magnésium.............	11 gr. 150	15 gr. 132
» de calcium	»	»
Silice de fer................. ...	»	»
Total des résidus secs......	410 gr. 625	396 gr. 807

L'emploi des eaux-mères, en thérapeutique, est une question encore bien obscure : aussi nous paraît-il utile de faire connaître, à ce sujet, le résultat de nos observations cliniques, afin d'essayer de jeter un peu de lumière sur cette question.

Les divers auteurs qui se sont occupés de la médication chlorurée sodique ont affirmé, dans leurs monographies, que les eaux-mères jouissaient de propriétés sédatives, et qu'en les mélangeant dans des proportions restreintes (c'est-à-dire, à la dose de quelques litres) dans un bain salin, on contrebalançait l'effet parfois trop excitant des eaux chlorurées-sodiques.

Mais les auteurs ne parlent pas de la nature des eaux-mères employées dans ce but : or, à ce point de vue, nous semble-t-il, on ne saurait être trop précis, car les eaux-mères de salinage sont loin d'avoir les mêmes propriétés que les eaux-mères de concentration.

Voici ce que nous avons observé à Dax :

Les eaux-mères de salinage, celles que nous mélangeons dans des proportions variables, suivant les indications, à l'eau sulfatée calcique thermale, exercent sur l'organisme une action légèrement excitante, mais surtout tonique et résolutive. Les eaux-mères concentrées produisent, au contraire, des effets sédatifs, calmants, si on les emploie à des doses assez élevées. Tels sont les effets thérapeutiques distincts de ces deux types d'eaux-mères. S'il nous était permis d'émettre une hypothèse à ce sujet, nous serions volontiers disposé à admettre que les eaux-mères de salinage doivent surtout leurs effets toniques et résolutifs au chlorure de sodium et au sulfate de sodium, et que c'est au chlorure de magnésium et aux sulfates divers et non au bromure de magnésium, dont la quantité est relativement minime que l'on doit attribuer les effets sédatifs des eaux-mères concentrées. »

Située au sud-ouest de Pau et à 60 kilomètres à l'est de Bayonne, dans la petite vallée du Saleys, **Salies-de-Béarn** a été pendant longtemps une saline industrielle avant d'être une station hydro-minérale. « La fontaine salée qui a donné son nom à la ville de Salies, dit le Dr Marsoo [1], vient émerger dans un petit vallon entouré de collines peu élevées, à une altitude de cinquante mètres environ. Pendant des siècles, la source du *Bayàa* (c'est le nom qu'on lui donne) a coulé à l'air libre sur la place municipale de la ville ; ses habitants vivaient de la fabrication du sel, la fontaine étant leur propriété collective, et ils en partageaisnt les eaux ; elle

(1) Dr Marsoo. — *Salies-de-Béarn et ses Eaux.*

appartient encore aujourd'hui à leurs descendants qui ont chacun une part dans le revenu qu'elle donne : on les appelle des part-prenants. La source est aujourd'hui recouverte d'une voûte à fleur du sol, et une pompe mue par une machine à vapeur y puise l'eau qu'elle amène, par une courte canalisation souterraine, à la fabrique de sel et à l'établissement ».

Le Dr Petit, de Salies, a bien voulu me communiquer les renseignements suivants sur les eaux de Salies ; j'y puise *largà manu,* sans revenir toutefois sur les détails géologiques sur lesquels je crois avoir suffisamment insisté au commencement de cette conférence.

L'eau du Bayâa, surgissant à travers des fissures produites dans les couches gypseuses du trias, est incolore si on l'examine sous un petit volume, d'une couleur jaune rougeâtre très accusée quand elle est accumulée dans un récipient tel qu'une baignoire. Sa matière colorante est organique et due aux éléments qu'elle emprunte en passant à travers les couches superposées du marais souterrain qui constitue le fonds du bassin d'émergence. Ce ne sont donc ni des oxydes de fer [1], ni de l'iode, ni d'autres éléments inorganiques qui colorent ainsi l'eau du Bayàa et achèvent de la caractériser. Ces substances tinctoriales ont des effets ineffaçables ; ce sont elles qui colorent l'intérieur des baignoires et le linge avec lequel elles sont mises en contact.

La température des eaux du Bayâa est constante, de + 15°. Leur degré de saturation varie de 21° à 22°. Leur rendement est de deux mètres cubes en moyenne par heure. Si on cesse de pomper et qu'on n'épuise pas la source,

[1] On verra plus loin que, contrairement à cette opinion, c'est du sesquioxyde de fer qui colore, en grande partie, cette eau,

l'eau y monte à deux mètres cinquante au-dessus du plancher perforé qui surplombe le marais subjacent. Mais ce niveau cesse de s'élever davantage, parce que le trop plein de la source s'écoule à mesure, par des voies naturelles de déversement, vers le lit voisin du Saleys.

La source, ou *puits du Griffon*, s'ouvre sur le bord du Saleys, à quelques mètres des salines et de l'établissement ; il a la même origine que le Bayàa dont il est voisin et avec lequel il communique ; quand on pompe au Griffon, on abaisse le niveau au Bayàa.

L'eau du Griffon est donc en tout semblable à celle du Bayàa ; cependant, son degré de saturation est moins élevé, parce que le puits n'est pas suffisamment garanti contre les infiltrations d'eaux douces voisines. Joint à celui du Bayàa, son rendement permet d'utiliser, à l'Etablissement thermal, plus de deux cent mille litres par vingt-quatre heures.

Les *Puits d'Oràas* sont situés à 8 kilom. à vol d'oiseau de la ville de Salies. Après un sondage pratiqué dans une source naturelle, on trouva le sel à 70 mètres du sol, et un lac d'eau salée à 192 mètres de profondeur. On tuba le trou de sondage, et, à l'aide de pompes, on en extrait actuellement une eau très salée, marquant 24° de saturation, + 15° de température constante, et pouvant débiter une moyenne de 120 mètres cubes en vingt-quatre heures.

L'industrie des salines traite cette eau sur place. Pour la mettre à la disposition de l'établissement de Salies, elle y est conduite par une canalisation de fonte de près de 11 kilomètres.

L'eau d'Oràas est incolore, limpide, mais rude au toucher et différente de celle de Salies proprement dite

par l'absence de substances organiques et organisées
qui troublent cette dernière et lui donnent sa coloration
ocreuse.

Voici, du reste, les analyses des eaux de ces deux
sources, faites par M. Garrigou :

	BAYAA	ORAAS
Chlorure de sodium..	229 gr. 254	256 gr. 417
— de potassium...............	0 gr. 354	1 gr. 220
— de calcium...............	6 gr. 495	2 gr. 846
— de magnésium	6 gr. 792	1 gr. 429
Sulfate de soude...............	9 gr. 094	5 gr. 475
— de potasse...............	0 gr. 212	traces
— de chaux........	0 gr. 797	1 gr. 500
— de magnésie....	3 gr. 750	2 gr. 000
— de lithine	traces	traces
Silicate de soude.................	0 gr. 254	4 gr. 285
Carbonates —	0 gr. 460	traces
Bromure de magnésium	0 gr. 473	0 gr. 362
Iodures —	0 gr. 053	traces
Matières organiques...............	non dosées	1 gr. 150
Totaux	257 gr. 988	276 gr. 934

A Salies, on prétend faire une grande différence entre
les eaux de ces deux sources, par suite de la différence
des rapports calciques et magnésiens, ce qui peut avoir
une certaine influence il est vrai, mais bien minime, on
en conviendra, lorsqu'on remarquera que la supériorité
magnésienne du Bayàa n'arrive à ajouter que 1.500
grammes environ de chlorure de magnésium dans un
bain entier par rapport à celui d'Oràas, dont, en revan-
che, la plus forte minéralisation sodique lui donne l'a-
vantage de 7 kilos de sel par bain entier. Mais on veut
aussi voir dans la couleur ocreuse des eaux de Bayàa,

une vertu spéciale à cette source, et mettre sur son compte une action sédative et adoucissante toute spéciale. N'est-ce pas pour masquer un défaut vraiment gênant, qu'on veut lui reconnaître tant de qualités ?

Quoi qu'il en soit, ce dépôt ocreux, qui trouble l'eau du Bayàa, est le résidu des décompositions organiques qui se passent dans les couches inférieures du marais qui constitue le fond du bassin de cette source et où elles forment une couche de plus de cinq mètres d'épaisseur ; il renferme aussi du sesquioxyde de fer, auquel il doit sa coloration. On le retrouve, du reste, dans toutes les eaux qui séjournent dans des terrains de certaine formation ; il ne faut donc pas croire qu'il puisse jouer un rôle autre que celui de salir le linge et de donner une certaine onctuosité à l'eau, et sa soi-disant vertu sédative est un heureux euphémisme.

Le mode de fabrication des eaux-mères est tel que je l'ai décrit précédemment ; il produit un liquide jaunâtre, transparent et clair, de consistance huileuse, et dont la composition est la suivante :

Eaux-Mères de 35°

Chlorure de magnésium	231 gr. 814
— de sodium	44 gr. 72
— de potassium	35 gr. 827
— de lithium	1 gr. 051
— de rubidium	traces
Bromure de magnésium	10 gr. 313
Iodure de magnésium	0 gr. 010
Sulfate de potassium	21 gr. 830
— de sodium	17 gr. 815
— de magnésium	15 gr. 055

Total par litre = 377 gr. 887

Celles-ci sont les eaux-mères les plus concentrées, il y a au-dessous trois types de moindre concentration et marquant : 30°, 27° et 25° à l'aréomètre de Baumé.

Les eaux de Salies ne s'emploient qu'en usage externe, en bains ou en douches. Les bains sont très fortement mitigés d'eau douce au début, puis élevés progressivement au degré de salure nécessaire ; on y ajoute les eaux-mères en quantité variable (de 6 à 30 litres) pour atténuer les phénomènes d'excitation ou augmenter l'action résolutive. Les douches sont données chaudes ou froides ; on emploie aussi les petites douches locales et les pulvérisations.

L'établissement balnéaire contient :

Cinquante-neuf cabines de première classe ;

Vingt-trois cabines de deuxième classe ;

Quatre cabines avec douches locales en baignoires ;

Une salle de douches nasales ;

Trois salles de douches avec pression de 17 mètres, en cercle, en jets divers, en pluie ;

Une salle de douches sans pression et de douches ascendantes.

L'établissement est ouvert toute l'année, mais la saison effective s'étend du 1er avril au 1er novembre.

Le Dr Petit nous signale aussi, à 1.500 mètres de Salies, au milieu de terres d'alluvions, voisines d'une longue bande de trias, une source minérale de toute autre nature. En cherchant le sel, au lieu dit de « Carsalade », à 104 mètres de profondeurs la sonde rencontra une source *bicarbonatée calcique, ferrugineuse, chlorurée faible*, débitant quatre-vingt mille litres par vingt-quatre heures. Une pompe puise dans cette source dont l'eau peut être utilisée par les médecins au point de vue tonique et névrosthénique ; mais à titre absolument accessoire et sans rapport avec la médication chlorurée.

*
* *

Biarritz est le type de la station chlorurée-sodique, et le rang absolument exceptionnel et tout à fait unique qu'elle tient dans la thérapeutique chlorurée, elle le doit non seulement à l'excessive minéralisation de ses eaux, mais aussi, et serai-je presque tenté de dire, surtout à sa situation au bord de la mer, qui la fait profiter de toutes les ressources que peut souhaiter la médication salée.

Merveilleusement située au fond du golfe de Gascogne, entre la mer et la montagne qui lui forment un horizon sans pareil, à quelques kilomètres de Bayonne, Biarritz est dans les conditions pittoresques les plus admirables, avec ses rochers déchiquetés, ses falaises abruptes et ses plages variées, d'aspects si différents, et dont la longue dentelure ondule jusqu'en Espagne. Aussi sa vogue est-elle ancienne et sa réputation européenne.

Profiter de ces admirables avantages naturels pour faire de cette station maritime et climatique une station hydro-minérale de tout premier ordre en y amenant des eaux puissamment thérapeutiques, était une conception heureuse qui fut réalisée par M. Hézard, lorsqu'il y créa les Thermes Salins, auxquels il conduisit les eaux chlorurées-sodiques fortes du *Puits du centre de Briscous.* Ce

petit village basque, situé sur la route de Bidache à
Oloron, à 12 kilomètres de Bayonne, possède de nombreuses salines exploitées depuis plus de cinquante ans,
et dont une des concessions était la propriëté des héri-
tiers de la reine Marie-Christine de Bourbon (d'Espagne), auxquels elle fut achetée en 1892, par la Compagnie fermière des Thermes de Biarritz.

Les gisements de sel de Briscous sont situés dans les
terrains triassiques, et le puits de la saline dite du
Centre, le meilleur et le seul qui ait été conservé par la
Compagnie, est foré à travers des marnes bigarrées et
gypseuses, comme à Salies-de-Béarn , et comme, du
reste, dans toute la région, ainsi que je l'ai indiqué dans
mes préléminaires géologiques, montrant que tous
ces dépôts étaient du même système et de même nature.

Le puits du Centre a 39 mètres 50 de profondeur et
l'eau salée, qui vient par le fond, s'y élève à 22 mètres
en été et à 29 mètres en hiver. Elle est d'une excessive
minéralisation ; voici, du reste, son analyse :

Densité à l'aréomètre : 24° 2

Chlorure de sodium		295 gr. 659
»	de potassium	2 gr. 608
»	de magnésium	»
»	de calcium	ʋ
»	de lithium	Traces
Bromure de sodium		0 gr. 167
Iodure de sodium		Traces
Sulfate de chaux		3 gr. 375
»	de magnésie	4 gr. 707
»	de soude	0 gr. 990
Silice, fer, alumine		0 gr. 090
Matières organiques et diverses		0 gr. 194
Total des résidus secs		307 gr 790

Elle contient donc cinquante grammes de chlorures de plus par litre que l'eau du Bayâa, de Salies-de-Béarn, et douze grammes de plus que l'eau de Miserey-Besançon.

Après le repos dans les réservoirs, elle est limpide et claire, et n'a pas l'inconvénient tinctorial de l'eau du Bayâa ; le dépôt ocreux qu'elle possède, du reste, au même titre, est resté au fond des réservoirs, d'où l'on ne tient pas du tout à le faire sortir pour en charger et en salir l'eau des bains.

Les eaux-mères sont, comme nous l'avons vu, à type fortement chloruré-magnésien et bromo-ioduré ; elles contiennent :

Eaux-Mères à 34°.

Chlorure de magnésium............	257 gr. 176
— de sodium...............	99 gr. 971
— de potassium............	14 gr. 596
— de lithium...............	1 gr. 150
Sulfate de chaux.................	traces
— de magnésie..............	9 gr. 030
— de soude.	10 gr. 650
— de potasse...........	15 gr. 244
Bromure de magnésium...........	10 gr. 215
Iodure de magnésium............	0 gr. 013
Silice, alumine, oxyde de fer........	0 gr. 358

Total des résidus secs = 418 gr. 403

Inutile d'insister sur la grande porportion de chlorure de magnésium, vis-à-vis des autres chlorures, sur la notable proportion de bromures, et aussi sur la très forte minéralisation totale de ces eaux-mères.

L'eau salée est amenée du puits du Centre de Briscous à l'Etablissement Thermal de Biarritz, à l'aide
d'une canalisation qui suit les ondulations du sol, dont
on a su, du reste, fort judicieusement profiter pour les
besoins de la cause. Il s'agissait, en effet, d'élever l'eau
de la cote de son niveau dans le puits, niveau variant
entre — 2^{m}50 et — 9 mètres, à la hauteur d'une tour
dans laquelle s'étagent les bacs d'eau salée, et dont
l'élévation de 39 mètres fournit la pression nécessaire
pour les douches. Voici, comment l'on a vaincu ces
difficultés :

Au point le plus élevé du trajet à parcourir entre
Briscous et Biarritz, c'est-à-dire à la Mougerre à la cote
86^{m}50, on a construit un réservoir en maçonnerie de deux
cents mètres cubes de capacité, et dans lequel l'eau est
refoulée du puits du Centre au moyen d'une forte pompe
aspirante et foulante actionnée par une machine à vapeur
verticale de la force de 18 chevaux-vapeur, élevant à
cette hauteur 20 mètres cubes d'eau salée par heure.
Cette pompe établie à la cote — 2^{m}50, est placée dans
un puits fortement blindé, de 12 mètres de profondeur,
communiquant par une galerie de niveau avec le puits
du Centre ; elle peut être secourue par une nouvelle
pompe, établie dans un troisième puits de 15 mètres de
profondeur, à la cote — 4^{m}50, pouvant élever huit mètres
cubes d'eau à l'heure dans le bassin de Mouguerre et
susceptible d'être actionnée par une machine de 6 chevaux-vapeur.

Le puits du Centre peut fournir un débit moyen de 800
mètres cubes en vingt-quatre heures ; l'aspiration se fait à
à 11 mètres au-dessous du niveau de l'eau salée, ce qui
permet d'atteindre les couches les plus denses et par con-

séquent les plus saturées. L'eau s'élevant à la cote de 86 mètres 50, c'est une hauteur ascensionnelle de 97 mètres qui, étant donné sa densité de 1.1959, équivaut à une hauteur ascensionnelle de 110 à 115 mètres d'eau ordinaire.

Du réservoir de Mouguerre, qui est à 4.500 mètres de Briscous, l'eau s'écoule à travers une canalisation en fonte de 0 m. 125 de diamètre, qui suit la route de Briscous à Bayonne, contourne la ville au sud, passe sous la Nive, rejoint la route d'Espagne, puis celle de Biarritz, pour venir déboucher jusqu'en face de l'Etablissement, à la cote 47 m. 50, dans un réservoir pouvant contenir 1,200 mètres cubes d'eau salée. Par la simple influence de sa pesanteur, et d'après le principe des vases communiquants, l'eau, au moyen d'une conduite de 0 m. 10, s'abouchant à 0 m. 20 au-dessus du fond du réservoir, s'élève à l'intérieur d'une tour de 43 mètres de haut, aux différents étages de laquelle elle se déverse dans des bacs d'une capacité de 5,000 litres à 10.500 litres. Cette tour renferme aussi des bacs dans lesquels arrive de l'eau douce.

Ces bacs sont ainsi répartis : deux bacs d'eau salée, un pour l'eau salée chaude, l'autre pour l'eau salée froide, au premier étage de la tour, à la cote 27 m. 95 ; au second étage, deux bacs d'eau douce, un pour l'eau chaude, l'autre pour l'eau froide, à la cote 31 m. 80 ; au troisième étage, à la cote 37 m. 80, un bac d'eau salée froide, un bac d'eau salée chaude ; enfin, au quatrième étage, à 40 mètres 30, deux bacs d'eau douce, chaude et froide. Les réservoirs du premier étage alimentent les salles de bains ; les réservoirs des deux étages supérieurs alimentent les salles de douches, où

4

la pression est ainsi de 15 m. 50 d'eau salée à 1 m. 20, soit 18 mètres 60 d'eau douce.

Le chauffage des bacs à eau salée et à eau douce chaudes s'effectue à l'aide de la vapeur produite par deux chaudières situées dans un bâtiment spécial, isolé de l'Etablissement, et qui peut faire monter la température de l'eau jusqu'à 80°, température à laquelle on n'atteint jamais, une température de 55° à 60° étant suffisante.

En plus de cela, les salles d'hydrothérapie peuvent être alimentées directement par l'eau de la ville de Biarritz, ce qui permet d'avoir des douches d'eau douce à plus forte pression et à plus basse température.

L'Etablissement a été édifié sur les terrains de l'ancien domaine impérial, à cinq cents mètres environ de l'Océan, auquel il fait face, et est entouré d'un vaste parc réservé aux baigneurs. Il contient quarante-neuf cabines de première classe, dont trois cabines de luxe et cinq cabines de famille. Chacune des cabines ordinaires offre cinquante mètres cubes d'air. Il existe quatre salles de douche de première classe : deux salles de douches à l'eau salée, et deux salles d'hydrothérapie, dans lesquelles se trouvent tous les appareils de douches pour permettre d'appliquer celles-ci sous toutes leurs formes. Chaque appareil est muni d'un mélangeur qui permet de donner exactement la température prescrite. Il y a une salle d'irrigation nasale, et il vient d'être installé une salle d'inhalation et de pulvérisation avec les appareils les plus perfectionnés.

Les salles de bains de deuxième classe, au nombre de cinquante, occupent le sous-sol de l'établissement qui est exactement au rez-de-chaussée, de plein-pied avec le jardin ; il y a aussi, à cet étage, deux salles de douches salées, une salle de douches d'eau douce, et une piscine, du type des piscines de famille.

Le traitement, je l'ai déjà dit, est purement externe, et les bains en sont le principal facteur. On les prend mélangés des 4/5, 3/4, 2/3, 1/2, 1/3 ou 1/4 d'eau pure, ou uniquement composé d'eau salée *(bain entier ou pur sel)*, suivant les indications, les tempéraments et les périodes de la cure. Les baignoires des grandes personnes contenant 240 litres et les baignoires d'enfants 60 litres, un bain entier pour grande personne, renferme :

72 kilos de sel, et 40 gr. de bromure ;

et un bain entier pour enfant renferme :

18 kilos de sel et 10 gr. de bromure.

On ajoute aux bains une plus ou moins grande quantité d'eaux-mères suivant les cas. Les eaux-mères des eaux de Briscous sont profondément sédatives, elles produisent rapidement une action calmante et suffisent, dans la plupart des cas, à calmer l'excitation du début d'une cure chez les personnes trop excitables. On se sert aussi de leur action résolutive, en les appliquant en compresses. Enfin, dans de nombreux cas, la balnéation sera puissamment aidée par la douche salée prise soit avant, soit après le bain, selon l'effet qu'on veut en obtenir.

Là ne se borne pas la richesse chlorurée de Biarritz, elle la complète par son climat maritime et ajoute, à ses titres curatifs, celui de l'*air marin*, dans lequel vivent, pendant tout le temps de leur cure, les lymphatiques, les scrofuleux, les petits rachitiques, qui viennent lui demander la santé.

La respiration continuelle et plus facile, à cause de la

grande pression atmosphérique, de cet air vierge de toute impureté ; la vie, dans ce milieu chargé d'ozone, où les échanges nutritrifs se font mieux, où une suractivité toute spéciale est imprimée aux fonctions de l'hématose ; l'influence de la lumière plus vive au bord de la mer, filtrant avec plus d'intensité à travers la limpidité de l'atmosphère maritime, et dont la bienveillante action sur le travail molléculaire qui constitue la nutrition intime des tissus est reconnue depuis si longtemps qu'elle faisait dire à Pline : « *Sol est remediorum maximum* » ; toutes ces conditions exceptionnelles d'ambiance jouent un rôle immense dans le traitement et en augmentent puissamment les effets.

Mais il y a plus : à côté de ces conditions hygiéniques toutes spéciales il existe une action vraiment thérapeutique dans les propriétés salines que possède l'air marin et qui sont dues aux gouttelettes imperceptibles d'eau de mer entraînées par le vent ou la brise. C'est une sorte de pulvérisation qui se produit et a pour résultat d'imprégner l'atmosphère de particules divisées à l'infini et d'en faire un milieu fortement minéralisé. C'est en somme ce que l'on cherche à réaliser dans certaines stations chlorurées sodiques, où l'on pulvérise l'eau à l'aide d'appareils spéciaux, ou bien, où l'on fait promener les malades auprès des salines pour respirer les émanations qui s'en dégagent. A Biarritz, la nature se charge de réaliser en grand ce que l'homme essaye de réaliser d'une façon si précaire et si intermittente dans les stations moins favorisées.

Ne pouvant lui en opposer un semblable on a été jusqu'à reprocher à Biarritz, cet avantage ; mais je le dis bien haut, l'influence maritime ne peut être qu'excellente aux malades qui ont besoin des eaux chlorurées sodiques fortes, et son action ne peut marcher que de pair avec celle de la cure hydro-minérale, à laquelle elle apportera un puissant appui, car elle s'adresse au plus haut point aux états constitutionnels qu'il lui faut transformer, et qu'ainsi est mis en jeu l'ensemble le plus complet de moyens efficaces à obtenir la guérison.

S'il est des personnes qui ne peuvent pas supporter l'air marin, celles-là ne peuvent pas non plus suivre le traitement salé ; les contre-indications sont les mêmes. Quant aux autres malades, je ne saurais trop le répéter, ils y trouveront des avantages considérables, avantages uniques à cette station et que nul artifice humain ne peut remplacer.

Je n'insisterai pas sur la grande piscine salée qui est aussi à notre disposition et du secours qu'elle peut être, soit entre deux cures, soit pour faire faire de la gymnastique natatoire, soit par la forte réaction hydrothérapique du bain de lame, et je termine cet aperçu à peine ébauché de Biarritz, en vous signalant que cette station présente au point de vue maritime autant de richesse qu'au point de vue hydro-minéral : quatre plages, différemment orientées, offrent des conditions de bains et d'aération différentes, grâce aux rochers qui les barrent plus ou moins du côté de la mer, grâce aux falaises qui les bornent ; ce sont : la plage du Palais, la Grande Plage, la plage du Port-Vieux, la plage de la côte des Basques, toutes ouvertes à l'Ouest et recevant les vents du large qui leur apportent les embruns salés.

N'avais-je pas raison de vous, dire tout à l'heure, que Biarritz est la Station chlorurée sodique type ; qu'elle réunit, au degré le plus complet, tous les avantages de

la médication chlorurée sodique, et que par conséquent
elle se trouve armée, mieux que n'importe qu'elle autre
station maritime ou thermale, contre ces deux terribles
ennemis de l'humanité : Le Lymphatisme et la Scrofule.

*
* *

Le trop rapide exposé que je viens de faire passer
sous vos yeux vous permettra tout au moins, Messieurs,
de vous rendre compte de la place importante que tiennent les Eaux Chlorurées Sodiques dans la thérapeutique
hydo-minérale, et des grandes ressources que possède
la France à ce point de vue. Sa richesse chlorurée, j'ai
essayé de vous le montrer, est variée et considérable, et
c'est dans la Région Pyrénéenne qu'elle atteint sa plus
haute valeur, non pas tant par le nombre des sources
que par leur puissante minéralisation, et aussi par les
conditions climatiques et hygiéniques spéciales de
certaines de ses stations.

Cette richesse, nul autre pays ne peut se flatter de la
posséder à un si haut degré, et si je ne vous ai pas
parlé des stations étrangères, ce n'est pas parce que je
craignais une comparaison pouvant être défavorable
aux nôtres, mais parce que cette étude sortait du cadre
forcément restreint de cette conférence. Je ne veux pas
cependant finir sans vous convaincre que non seulement
nous n'avons rien à envier à d'autres nations, que non
seulement nous pouvons nous suffire à nous-mêmes,
mais même que les Stations chlorurées sodiques françaises tiennent le premier rang, et que ce sont les étran-

gers qui sont obligés de venir chercher en France les effets thérapeutiques profonds que l'on ne peut attendre que de la médication chlorurée sodique forte.

L'Allemagne a prétendu, en désespoir de cause, l'emporter sur nous par son grand nombre de stations ; mais c'est un aveu même de son infériorité qualitative à laquelle, du reste, elle est obligée de suppléer par des moyens artificiels, et dont il est facile de se rendre compte en passant en revue les différents taux de minéralisation de ses principales sources chlorurées : — A Baden-Baden, l'eau contient de 18 à 20 grammes de chlorure de sodium ; à Kissingen, il n'y en a que de 5 à 11 grammes ; le fameux Kreusnach, a tout au plus 9 gr. 50 de sel par litre d'eau ; les différentes sources de Nauheim, 14 à 30 grammes ; celles de Salzchlif, 4 à 15 grammes ; et celles de Soden (de Taunus), 2 à 14 grammes ; enfin à Wiesbaden, l'eau ne contient que 6 grammes de sel. Ces faibles proportions de chlorure de sodium peuvent-elles entrer en ligne de compte avec celles que présentent nos stations pyrénéennes, par exemple, et est-il une seule de ces stations qui puisse être comparée — et je n'ai cité que les stations allemandes les plus minéralisées — avec Miserey-Besançon, Dax, Salies-de-Béarn ou Biarritz-Briscous, chargées de 250 à 300 grammes de chlorure de sodium ? Ce simple rapprochement suffit, et je n'y insisterai pas plus ; j'indiquerai toutefois, en passant, le rôle purement complémentaire des eaux-mères allemandes à côté de celui absolument spécial de nos eaux-mères chlorurées-magnésiennes, et en vous faisant remarquer aussi la supériorité inconstestable de notre climat.

Je tenais, Messieurs, avant de vous remercier de la

bienveillante attention que vous avez bien voulu appor-
ter à cette conférence que je suis heureux d'avoir eu
l'honneur de vous faire, je tenais, dis-je, à vous prouver
qu'au point de vue de la médication chlorurée sodique,
comme à tant d'autres points de vue, la France n'a
besoin de personne, mais, que ce sont les autres pays
qui ont besoin d'Elle, et que nous n'avons pas à aller
chercher ailleurs ce que les étrangers sont obligés de
venir chercher chez nous.

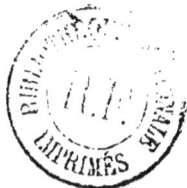

Biarritz. — Imprimerie A. Lamaignère.

www.ingramcontent.com/pod-product-compliance
Lightning Source LLC
Chambersburg PA
CBHW050517210326
41520CB00012B/2338